Praxisleitlinien in Psychiatrie und Psychotherapie   Band 4

Behandlungsleitlinie **Eßstörungen**

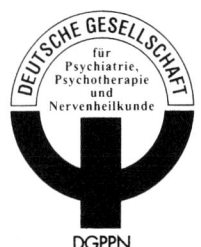

Deutsche Gesellschaft
für Psychiatrie,
Psychotherapie
und Nervenheilkunde
(Hrsg.)

Praxisleitlinien in Psychiatrie und Psychotherapie

Redaktion: M. Fichter, U. Schweiger,
C. Krieg, K.-M. Pirke, D. Ploog,
H. Remschmidt

BAND 4
Behandlungsleitlinie
Eßstörungen

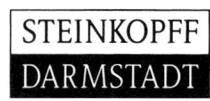

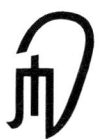

Deutsche Gesellschaft für Psychiatrie, Psychotherapie
und Nervenheilkunde – DGPPN

ISBN 3-7985-1195-0

Die Deutsche Bibliothek – CIP-Einheitsaufnahme
Deutsche Gesellschaft für Psychiatrie, Psychotherapie und Nervenheilkunde (Hrsg.): Praxis-
leitlinien in Psychiatrie und Psychotherapie; Band 4: Behandlungsleitlinie Eßstörungen.
ISBN 3-7985-1195-0

Steinkopff Verlag ist ein Unternehmen der Fachverlagsgruppe BertelsmannSpringer
© Steinkopff Verlag, Darmstadt, 2000
Printed in Germany

Redaktion: S. Ibkendanz   Herstellung: K. Schwind
Umschlaggestaltung: E. Kirchner, Heidelberg
Satz: K+V Fotosatz GmbH, Beerfelden

SPIN 10701789   85/7231-5 4 3 2 1 – Gedruckt auf säurefreiem Papier

Vorwort

Seit dem Erscheinen des 1. Bandes (Behandlungsleitlinie Schizophrenie) der *Praxisleitlinien in Psychiatrie und Psychotherapie* 1998 hat sich die Diskussion über die Notwendigkeit und Qualität von Leitlinien intensiviert. Leitlinien orientieren sich am Referenzbereich diagnostischer und therapeutischer Evidenz; sie sollen den Arzt nicht binden, drücken aber doch eine gewisse Verbindlichkeit aus. Sie müssen dem jeweiligen Stand des Wissens angepaßt werden und sollten sich – in Anlehnung an § 70 SGB V – auf das Ausreichende und Zweckmäßige beschränken, das Notwendige nicht überschreiten und den Kosten/Nutzen-Aspekt nicht außer Acht lassen.

Es gehört zu den genuinen Aufgaben der medizinisch-wissenschaftlichen Fachgesellschaften, Leitlinien zu entwickeln und ihren Praxistransfer zu gewährleisten. Um die Vielzahl – zum Teil von verschiedenen Organisationen – entwickelter Leitlinien in ihrer Qualität zu sichern und zu optimieren, hat die Ärztliche Zentralstelle Qualitätssicherung (AZQ) eine Clearingstelle eingerichtet. Die entwickelte Checkliste zur Beurteilung von Leitlinien stellt das formale Bewertungsinstrument dar (AZQ 1998). Mit Hilfe dieser Bearbeitungskriterien, die auch von der Arbeitsgemeinschaft Wissenschaftlich Medizinischer Fachgesellschaften (AWMF) anerkannt werden, können die von den zuständigen Fachgesellschaften entwickelten Leitlinien für spezielle Krankheitsbilder und Behandlungsformen auch selbst evaluiert werden.

Die Deutsche Gesellschaft für Psychiatrie, Psychotherapie und Nervenheilkunde (DGPPN) arbeitet intensiv an der Entwicklung des konzeptuellen und instrumentellen Rüstzeugs für die Einführung qualitätssichernder Maßnahmen in Psychiatrie und Psychotherapie.

Das 1993 gegründete Referat „Qualitätssicherung" bereitet wesentlich die Entwicklung von Praxisleitlinien

- zur Diagnostik und Therapie spezifischer Erkrankungen
- zur Durchführung spezieller Behandlungsformen sowie
- zur Indikation verschiedener Behandlungssettings

vor.

Sie beruhen auf empirischer Evidenz und Expertenkonsens und sollen dem praktisch Tätigen dazu dienen, Diagnostik und Therapie nach den Regeln der Kunst zu gestalten.

Mit der Behandlungsleitlinie „Eßstörungen" legt die DGPPN den 4. Band der Reihe *Praxisleitlinien in Psychiatrie und Psychotherapie* der Fachöffentlichkeit vor. Die Entwicklung von Leitlinien ist der erste Schritt, ihre Verbreitung, Implementierung und Evaluation sind weitere Schritte auf dem Weg zu einer Optimierung von Diagnostik und Therapie. Der vorliegenden Praxisleitlinie sei eine breite Resonanz beschieden, der in Gang gesetzte fachliche Diskurs sollte in geplanten künftigen Revisionen seinen Niederschlag finden.

Düsseldorf, Bonn im April 2000   *W. Gaebel*
                                          P. Falkai

Literatur

Bundesärztekammer, Kassenärztliche Bundesvereinigung: Beurteilungskriterien für Leitlinien in der medizinischen Versorgung. Dt Ärztebl 1997; 94: A-2154–2155, B-1622–1623, C-1754–1755

Inhaltsverzeichnis

C.   Algorithmen
der Behandlungsleitlinien Eßstörungen

Einleitung

Die Vorarbeiten für diese Behandlungsleitlinie *Eßstörungen* gehen bis in den Sommer 1996 zurück, als der damalige Präsident der DGPPN, Herr Prof. W. Gaebel, die Entwicklung von Leitlinien für verschiedene Bereiche der Psychiatrie angeregt hatte. Dank der Bereitschaft von Herrn Prof. Dr. Ch. Krieg, Herrn Prof. Dr. K.-M. Pirke, Herrn Prof. Dr. D. Ploog, Herrn Prof. Dr. Dr. H. Remschmidt und Herrn Dr. U. Schweiger konnte zügig eine erste Fassung erarbeitet werden, die in einem Treffen in Marburg im Herbst 1996 überarbeitet und der DGPPN zugeleitet wurde. Im weiteren Verlauf kam es aus verschiedenen Gründen zu Verzögerungen bis zur Veröffentlichung. Bei der DGPPN-Tagung in Essen 1998 wurde das weitere Procedure für diese und andere Leitlinien mit dem verantwortlichen Vorstand der DGPPN diskutiert und festgelegt, entsprechende Änderungen wurden von der Expertengruppe vorgenommen, und die überarbeitete Fassung wurde zur Koordinierung den Leitern der DGPPN-Ressorts für „Qualitätssicherung und Leitlinien" sowie „ambulante Versorgung" vorgelegt. Danach verabschiedete der Vorstand der DGPPN die Leitlinie in der vorliegenden Fassung.

Bei der Erarbeitung der DGPPN-Behandlungsleitlinie *Eßstörungen* stützten wir uns auf die in den letzten beiden Jahrzehnten sehr umfangreich gewordene Literatur zu diesem Bereich. Darüber hinaus hatte die American Psychiatric Association in einem Supplementheft des American Journal of Psychiatry 1993 die „Practice Guidine for Eating Disorders" veröffentlicht. Inzwischen erschien im Januar 2000 in einem Supplementheft des American Journal of Psychiatry eine Revision der „Practice Guideline for the Treatment of Patients with Eating Disorders" der American Psychiatric Association. Diese können auch aus dem Internet abgerufen werden *(http://mentalhealth.ucla.edu/ apa.scpg/eating_disorders/page01.html).* In den Leitlinien der American Psychiatric Association wird eine sehr umfangreiche Literatur im Text abgehandelt (insgesamt 283 Literaturangaben). Die deutsche Expertenkommission beschloß, den Schwerpunkt nicht auf eine umfassende Literaturübersicht, sondern auf die Erarbeitung von praxisrelevanten Leitlinien zu legen, die sich nach dem derzeitigen Kenntnisstand aus den Gesamtentwicklungen des Faches ergeben.

Die deutschen Leitlinien gliedern sich in:
1. eine ausführliche Darstellung der Behandlungsleitlinie *Eßstörungen* (Langversion),
2. eine auf wenige Seiten komprimierte Kurzfassung der Behandlungsleitlinie *Eßstörungen* und
3. Algorithmen der Behandlungsleitlinien, die Abläufe und Entscheidungsprozesse in graphischen Algorithmen darstellen.

Leitlinien sind keine Richtlinien; auch sind Leitlinien Gegenstand kontinuierlicher Veränderung. Die Mitglieder des Expertenkomitees sind dankbar für Anregungen hinsichtlich einer künftig revidierten Fassung.

Literatur

American Psychiatric Association (1993) Practice guideline for eating disorders. American Journal of Psychiatry 150 (Suppl 2):212–228
American Psychiatric Association (2000) Practice guideline for the treatment of patients with eating disorders (revision). American Journal of Psychiatry 157 (Suppl 1):1–39

A. Langversion der Behandlungsleitlinie Eßstörungen

1 Grundlagen

1.1 Einleitung

Eßstörungen sind eine Gruppe von Erkrankungen, bei denen verschiedene Auffälligkeiten des Eßverhaltens und deren körperliche Folgen zusammen mit einer unterschiedlich ausgestalteten und ausgeprägten Psychopathologie im Vordergrund der klinischen Präsentation stehen. Das Erscheinungsbild dieser Erkrankungen wird geprägt durch Kombinationen von mehreren der folgenden Symptome: restriktives Eßverhalten, Vermeidung bestimmter Nahrungsmittel, Vermeidung der Nahrungsaufnahme in Gesellschaft, Verlust der Mahlzeitenstruktur, Untergewicht, Eßanfälle mit Kontrollverlust, gesundheitsbedrohliche Maßnahmen zur Verhinderung von Gewichtszunahme wie Erbrechen, Regurgitieren, exzessiver Sport, Mißbrauch von Laxantien, Diuretika, Appetitzüglern oder Brechmitteln, körperliche Folgen von Mangelernährung wie Amenorrhoe, dysfunktionalen Gedanken zu Figur, Gewicht und Ernährung, Störungen der Körperwahrnehmung, Veränderungen der Psychomotorik, affektive Störungen, sexuelle Störungen, Störungen der Impulskontrolle. Eßstörungen sind häufige Erkrankungen, nehmen häufig einen subchronischen oder chronischen Verlauf und können zu einem hohen Ausmaß an psychosozialer Beeinträchtigung führen. Die wissenschaftliche Untersuchung der Eßstörungen hat zur Identifikation von typischen Symptomclustern mit besonders hoher Relevanz geführt: Diese Leitlinien berücksichtigen Anorexia nervosa (AN), Bulimia nervosa (BN) sowie „Binge Eating Disorder" (BED)/Psychogene Hyperphagie.

Auffälligkeiten des Verhaltens

(Intermittierendes) Diätverhalten und ein unangemessener Einfluß von Figur und Gewicht auf das Verhalten und die Selbsteinschätzung ist das gemeinsame Element aller Eßstörungen. Viele Patientinnen durchlaufen im Rahmen ihrer Erkrankung verschiedene Formen von Eßstörungen (z. B. zuerst restriktive Form der Anorexia nervosa F 50.00, dann bulimische Form der Anorexia nervosa (F 50.01), dann Bulimia nervosa. Es gibt einen gewissen kontinuierlichen Übergang von AN zu BN, kaum jedoch von AN zur Fettsucht. Patientinnen mit einer restriktiven Form der AN **limitieren ihre Energiezufuhr** bis auf wenige hundert Kilokalorien pro Tag, **schränken das Spektrum der zugeführten Nahrungsmittel stark ein** und zeigen häufig **zwanghafte Verhaltensweisen im Umgang mit Nahrungsmitteln.** Patienten mit einer bulimischen Form der AN haben „große" **Eßattacken** und benutzen **Erbrechen oder Laxantien als gegensteuernde Maßnahmen.** Viele Patienten mit Anorexia nervosa oder mit sonstigen oder nicht näher bezeichneten Eßstörung erbrechen bereits nach kleinen oder angemessenen Mahlzeiten. Die Exploration zeigt meistens, daß das Überschreiten einer selbstgesetzten Kaloriengrenze für die subjektive Definition einer Eßattacke entscheidend ist. Eine erhebliche Anzahl von Patientinnen aller Formen von Eßstörungen betreiben **Sport in exzessivem Ausmaß oder auch isometrische Übungen,** zeigen **bizarre Nahrungsauswahl, soziale Isolation, vermindertes sexuelles Interesse** oder **Depression** oder zeigen multiple impulsive oder **selbstschädigende Verhaltensweisen.**

Auffälligkeiten in somatischen Befunden

Tabelle 1 gibt eine Übersicht über somatische Befunde und Komplikationen bei Anorexia nervosa. Patientinnen mit Eßstörungen zeigen ein **endokrinologisch-metabolisches Syndrom der Anpassung an Mangelernährung,** das bei Anorexia nervosa deutlicher ausgeprägt ist, aber auch bei normalgewichtigen Frauen mit Bulimia nervosa beobachtet werden kann. Über die endokrinologisch-metabolischen Folgen des Binge Eating Disorder gibt es

Tabelle 1. Mögliche somatische Befunde und Komplikationen bei Anorexia nervosa (AN)

- Endokrinologisch-metabolisches Syndrom der Anpassung an Mangelernährung
  - Wachstumsstillstand bei präpubertären Patientinnen
  - Verzögerung oder Ausbleiben der sexuellen Reifung
  - Amenorrhoe/Infertilität
  - Hypothermie, eingeschränkte Temperaturregulation
  - Verzögerte Magenentleerung und Obstipation
  - Dehydration
  - Ödembildung
  - Erniedrigter Grundumsatz
  - Ketonämie
  - Erniedrigte Blutglukosespiegel
  - Hyperkortisolismus
  - Low-T3 Syndrom
  - Hypercholesterinämie
  - Hyperamylasämie
  - Hyperkarotinämie
  - Niedrige Zinkkonzentrationen
  - Pseudoatrophie des Gehirns (bei Untergewicht Erweiterung der Ventrikel in CT und MRT)
  - Osteoporose mit erhöhtem Frakturrisiko
- Störungen des Elektrolyt- und Säure-Basen-Haushaltes → irreversible Nierenschädigung u. Herzrhythmusstörungen
- Kardiovaskulare Veränderungen: Bradykardie mit Orthostasesyndrom, Arrhythmien meist mit verlängertem QT-Intervall und ventrikuläre Arrhythmien die zum Tode führen können
- Ösophageale und gastrische Blutungen
- Zahnschäden
- Parotitis

bisher keine ausreichenden Erkenntnisse. Die **medizinischen Symptome und Komplikationen** von Anorexia nervosa und Bulimia nervosa beinhalten alle ernsthaften Folgen von **Mangelernährung** inklusive **kardiovaskulärer Beeinträchtigung**. Präpubertäre Patientinnen haben typischerweise eine **Verzögerung oder Ausbleiben der sexuellen Reifung**, der allgemeinen körperlichen Entwicklung und **erreichen häufig nicht die erwartete Körpergröße. Bradykardie und Orthostasesyndrom** sind häufig, **plötzliche kardiale Todesfälle** sind zwar überzufällig häufig, insgesamt aber selten. Eine langzeitige **Amenorrhoe** kann zu **Infertilität**, zu einer möglicherweise irreversiblen **Osteoporose** und zu einer Häufung pathologischer Frakturen führen. Patientinnen können an **Dehydratation, Ödembildung, gastrointestinalen Störungen, Hypothermie** und anderen **Zeichen von Hypometabolismus** leiden. Im Zusammenhang mit Störungen des Elektrolyt- und Säure-Basen-Haushaltes kann eine irreversible Nierenschädigung entstehen.

Laborbefunde können auch bei tiefgreifender Mangelernährung unauffällig sein, sind aber häufig auffällig. Typisch sind **Neutropenie mit relativer Lymphozytose, erhöhte Leberenzyme,** grenzwertig niedrige oder **erniedrigte Blutglucose, Ketonämie, Hypercortisolismus, low-T3 Syndrom, Hypercholesterinämie, Hyperamylasämie, Hyperkarotinämie, niedrige Zinkkonzentrationen, Hypomagnesiämie, Hypokaliämie** oder **Hyponatriämie.** Die Konzentration von Sexualhormonen ist unterhalb oder an der. Untergrenze des Referenzbereiches. Selten werden **Vitaminmangelzustände** beobachtet. Messungen des Energieverbrauchs zeigen bei Anorexia nervosa einen **erniedrigten Grundumsatz** bei aufgrund der hohen Aktivität häufig unauffälligem Gesamtenergieverbrauch. Der Energieverbrauch von Patientinnen mit restriktiver Anorexia nervosa ist möglicherweise höher als der von Patientinnen mit Anorexia nervosa vom Binge Eating/Purging Typus. Patientinnen, die erbrechen, können eine **Alkalose** entwickkeln, es können **ösophageale und gastrale Blutungen** auftreten, es kommt zu **Zahnschäden** und zu einer **Parotitis.**

Bildgebende Verfahren: Auffällige Befunde (erweiterte innere und äußere Liquorräume) bei der Computertomographie des Gehirns bestehen bei mehr als der Hälfte aller Patientinnen mit Anorexia nervosa und etwas seltener auch bei Patientinnen mit Bulimia nervosa.

Komorbidität

Studien in der Allgemeinbevölkerung zeigen eine große Häufigkeit von unkomplizierten Eßstörungen. Patientinnen mit Anorexia nervosa und Bulimia nervosa, die Universitäts- oder Fachkliniken zugewiesen werden, zeigen eine hohe Komorbidität. In diesen Patientengruppen leiden etwa 60% an einer **Typischen (Major) Depression oder Dysthymie**. **Zwangsstörungen** können bei mehr als 10% der Patientinnen gefunden werden. Insbesondere bei Bulimia nervosa finden sich erhöhte Raten für **Angststörungen** (bis zu 40%), **Substanzmißbrauch** (bis zu 40%), **bipolare Störungen** (bis zu 10%) und **Persönlichkeitsstörungen** (bis zu 60%). Aufgrund der Überschneidungen der Diagnostischen Kriterien besteht eine Unsicherheit bezüglich der Rate der Komorbidität mit der Borderline Persönlichkeitsstörung (2–60%). Viele Patientinnen mit AN vom bulimischen Typus oder BN haben dissoziative Symptome, sexuelle Konflikte und Probleme und vielfältige impulsive Verhaltensweisen wie vermehrte Geldausgaben, Ladendiebstähle, Promiskuität und Selbstverletzungen.

Eßstörungen werden bei Menschen mit sehr sehr unterschiedlicher Persönlichkeit und mit unterschiedlich ausgeprägter und ausgestalteter Psychopathologie beobachtet. Magersüchtige sind eher introvertiert, Patientinnen mit Bulimia nervosa eher extrovertiert. In der Vorgeschichte von Patientinnen mit Eßstörungen finden sich häufig Allgemeinkrankheiten, Trennungen, Todesfälle in der Familie und unspezifische Verhaltensauffälligkeiten. Ob die Prävalenz solcher Ereignisse höher ist als bei Vergleichsgruppen mit anderen psychischen Störungen ist unbekannt. Sexueller Mißbrauch wurde (je nach Definition und Untersuchungsmethode) bei ca. 20% aller Patientinnen mit Eßstörungen berichtet. Diese Häufigkeit unterscheidet sich von gesunden Vergleichsgruppen, aber nicht von anderen Patientengruppen mit psychischen Störungen.

1.2 Defintion der Erkrankungsformen gemäß ICD10 (und DSM-IV)

Für AN und BN werden die in der Praxis künftig gebräuchlichen internationalen diagnostischen Kriterien nach ICD 10 zugrundegelegt. Zahlreiche wichtige wissenschaftliche Arbeiten basieren allerdings auf den DSM-III-R beziehungsweise DSM-IV Kriterien der American Psychiatric Association (APA), die deshalb hier nicht gänzlich unberücksichtigt bleiben können. Zwischen den Diagnosekriterien nach ICD 10 und den jüngst eingeführten DSM-IV Kriterien bestehen hinsichtlich Eßstörungen neben Formulierungsunterschieden hauptsächlich folgende **Differenzen:** Bei Anorexia nervosa mit entsprechend häufigen Eßanfällen muß nach ICD 10 die Diagnose einer Anorexia nervosa und einer Bulimia nervosa gestellt werden; nach DSM-IV wird nur die Diagnose Anorexia nervosa gestellt und der Subtyp („Binge Eating/Purging"-Typus) spezifiziert. Die ICD 10 Kriterien für Anorexia nervosa betonen mehr als die DSM-IV Kriterien endokrine Veränderungen, die jedoch im Wesentlichen als Folge von Mangelernährung aufzufassen sind. Im Anhang der DSM-IV wurden vorläufige Kriterien für „Binge Eating Disorder" (Psychogene Hyperphagie), meist verbunden mit Übergewicht, aufgenommen. Sehr viele dieser Patienten erfüllen auch die Kriterien für Bulimia nervosa „Nicht-Purging"-Typus. Auch wenn die BED-Kriterien nach DSM-IV noch nicht ganz ausgereift sind, werden sie erwähnt, weil psychogen hyperphage übergewichtige Patienten in Forschung und Praxis künftig vermutlich mehr Beachtung finden werden. Ein Äquivalent dazu gibt es in der ICD 10 nicht.

Für die Diagnose der **Anorexia nervosa** (F 50.0) gelten nach **ICD 10** folgende diagnostische Leitlinien:
1. Tatsächliches Körpergewicht mindestens 15% unter dem erwarteten (entweder durch Gewichtsverlust oder nie erreichtes Gewicht) oder Body-Mass-Index von 17,5 kg/m^2 oder weniger. Bei Patienten in der Vorpubertät kann die erwartete Gewichtszunahme während der Wachstumsperiode ausbleiben.
2. Der Gewichtsverlust ist selbst herbeigeführt durch: a. Vermeidung von hochkalorischen Speisen; und eine oder mehrere der folgenden Möglichkeiten: b. selbst induziertes Erbrechen; c. selbst induziertes Abführen; d. übertriebene körperliche Aktivitäten; e. Gebrauch von Appetitzüglern und/oder Diuretika.
3. Körperschema-Störung in Form einer spezifischen psychischen Störung: die Angst, zu dick zu werden, besteht als tiefverwur-

zelte überwertige Idee; die Betroffenen legen eine sehr niedrige Gewichtsschwelle für sich selbst fest.

4. Eine endokrine Störung auf der Hypothalamus-Hypophysen-Gonaden-Achse. Sie manifestiert sich bei Frauen als Amenorrhoe und bei Männern als Libido- und Potenzverlust. Eine Ausnahme stellt das Persistieren vaginaler Blutungen bei anorektischen Frauen mit einer Hormonsubstitutionstherapie zur Kontrazeption dar. Erhöhte Wachstumshormon- und Kortisolspiegel, Änderung des peripheren Metabolismus von Schilddrüsenhormonen und Störungen der Insulinsekretion können gleichfalls vorliegen.

5. Bei Beginn der Erkrankung vor der Pubertät ist die Abfolge der pubertären Entwicklungsschritte verzögert oder gehemmt (Wachstumsstopp; fehlende Brustentwicklung und primäre Amenorrhoe beim Mädchen; bei Knaben bleiben die Genitalien kindlich). Nach Remission wird die Pubertätsentwicklung häufig normal abgeschlossen, die Menarche tritt aber verspätet ein.

Untertypen:

F 50.00 Anorexia ohne aktive Maßnahmen zur Gewichtsabnahme (Erbrechen, Abführen etc.) – dazugehörige Begriffe: Asketische Form der Anorexia nervosa, passive Form der Anorexia nervosa, restriktive Form der Anorexia nervosa.

F 50.01 Anorexia mit aktiven Maßnahmen zur Gewichtsabnahme (Erbrechen, Abführen, etc. u.U. in Verbindung mit Heißhungerattacken) – dazugehörige Begriffe: Aktive Form der Anorexia nervosa, bulimische Form der Anorexia nervosa.

Die DSM-IV Kriterien für Anorexia nervosa sind denen der ICD 10 sehr ähnlich. In den DSM-IV Kriterien sind die Selbstherbeiführung des Gewichtsverlusts und die endokrinen Veränderungen weniger betont. Nach DSM-IV werden ebenfalls Unterformen der Anorexia nervosa unterschieden:

1.) Restriktiver Typus: Während der aktuellen Episode der Anorexia nervosa hat die Person keine regelmäßigen Eßanfälle gehabt oder hat kein „purging"-Verhalten (d.h. selbstinduziertes Erbrechen oder Mißbrauch von Laxantien, Diuretika oder Klistieren) gezeigt.

2.) „Binge eating/Purging"-Typus: Während der aktuellen Episode der Anorexia nervosa hat die Person regelmäßig Eßanfälle gehabt und hat „Purging"-Verhalten gezeigt (d. h. selbstinduziertes Erbrechen oder Mißbrauch von Laxantien, Diuretika oder Klistieren).

Für die Diagnose einer **Bulimia nervosa** (F 50.2) gelten nach *ICD 10* folgende diagnostische Leitlinien:

1. Eine andauernde Beschäftigung mit Essen, eine unwiderstehliche Gier nach Nahrungsmitteln; die Patientin erliegt Eßattakken, bei denen große Mengen Nahrung in sehr kurzer Zeit konsumiert werden.
2. Die Patientin versucht, dem dickmachenden Effekt der Nahrung durch verschiedene Verhaltensweisen entgegenzusteuern: selbstinduziertes Erbrechen, Mißbrauch von Abführmitteln, zeitweilige Hungerperioden, Gebrauch von Appetitzüglern, Schilddrüsenpräparaten oder Diuretika. Wenn die Bulimie bei Diabetikerinnen auftritt, kann es zu einer Vernachlässigung der Insulinbehandlung kommen.
3. Die psychopathologische Auffälligkeit besteht in einer krankhaften Furcht davor, dick zu werden; die Patientin setzt sich eine scharf definierte Gewichtsgrenze, weit unter dem prämorbiden, vom Arzt als optimal oder „gesund" betrachteten Gewicht.
4. Häufig läßt sich in der Vorgeschichte mit einem Intervall von einigen Monaten bis zu mehreren Jahren eine Episode einer Anorexia nervosa nachweisen. Diese frühere Episode kann voll ausgeprägt gewesen sein oder war eine verdeckte Form mit mäßigem Gewichtsverlust und/oder einer vorübergehenden Amenorrhoe.

Im Vergleich zu den ICD 10 Kriterien heben die DSM-IV Kriterien für Bulimia nervosa die Ängste vor einem Kontrollverlust während einer Eßattacke hervor und geben eine Mindesthäufigkeit für die Eßattacken vor. Außerdem werden zwei Unterformen der **Bulimia nervosa nach DSM-IV** unterschieden:

1.) **„Purging"-Typus**: Die Person zeigt während der aktuellen Episode der Bulimia nervosa ein regelmäßiges selbstinduziertes Erbrechen oder Mißbrauch von Laxantien, Diuretika oder Klistiere.

2.) **„Nicht-purging"-Typus:** Die Person hat während der aktuellen Episode der Bulimia nervosa andere unangemessene, einer Gewichtszunahme entgegensteuernde Maßnahme gezeigt, wie bzw. Fasten oder übermäßige körperliche Betätigung, hat aber nicht regelmäßige Erbrechen induziert oder Laxantien, Diuretika oder Klistiere mißbraucht.

Im Anhang des Diagnostical and Statistical Manual of Mental Disorders DSM-IV sind Forschungskriterien für eine als **„Binge Eating Disorder"** bezeichnete Erkrankung angegeben. Diese ist wie folgt operationalisiert:

Forschungskriterien für die **„Binge-Eating"**-Störung nach DSM-IV

A. Wiederholte Episoden von „Eßanfällen". Eine Episode von „Eßanfällen" ist durch die beiden folgenden Kriterien charakterisiert:

   (1) Essen einer Nahrungsmenge in einem abgrenzbaren Zeitraum (z. B. in einem zweistündigen Zeitraum), die definitiv größer ist als die meisten Menschen in einem ähnlichen Zeitraum unter ähnlichen Umständen essen würden.

   (2) Ein Gefühl des Kontrollverlustes über das Essen während der Episode (z. B. ein Gefühl, daß man mit dem Essen nicht aufhören kann bzw. nicht kontrollieren kann, was und wieviel man ißt).

B. Die Episoden von „Eßanfällen" treten gemeinsam mit mindestens drei der folgenden Symptome auf:

   (1) wesentlich schneller essen als normal,

   (2) essen bis zu einem unangenehmen Völlegefühl,

   (3) essen großer Nahrungsmengen, wenn man sich körperlich nicht hungrig fühlt,

   (4) alleine essen aus Verlegenheit über die Menge, die man ißt,

   (5) Ekelgefühle gegenüber sich selbst, Depremiertheit oder große Schuldgefühle nach dem übermäßigen Essen.

C. Es besteht deutliches Leiden wegen der Eßanfälle

D. Die Eßanfälle treten im Durchschnitt an mindestens 2 Tagen in der Woche während mindestens 6 Monaten auf.

E. Die Eßanfälle gehen nicht mit dem regelmäßigen Einsatz von unangemessenen kompensatorischen Verhaltensweisen einher und treten nicht ausschließlich im Verlauf einer Anorexia nervosa oder Bulimia nervosa auf.

Für die diagnostische Einordnung von Eßstörungen, die erhebliches Leiden oder psychosoziale Beeinträchtigung erzeugen, aber nicht in den oben genannten Hauptkategorien faßbar sind, stellt ICD 10 noch eine Reihe von weiteren Nebenkategorien zur Verfügung. Diese sind F 50.1 Atypische Anorexia nervosa, F 50.3 Atypische Bulimia nervosa, F 50.4 Eßattacken bei sonstigen psychischen Störungen, F 50.5 Erbrechen bei sonstigen psychischen Störungen, F 50.8 Sonstige Eßstörungen: (psychogener Appetitverlust, nicht organische Pica (Essen von Papier, Sand, etc.) bei Erwachsenen) und F 50.9 nicht näher bezeichnete Eßstörung.

F 50.1 Atypische Anorexia nervosa, ein oder mehrere Kernmale der Anorexia nervosa (F 50.0, z. B. Amenorrhoe oder signifikanter Gewichtsverlust fehlen, bei ansonsten ziemlich typischem klinischen Bild). Auch für Patientinnen, die alle Kernsymptome aufweisen, allerdings in leichterer Ausprägung, kann diese Rubrik ebenfalls Verwendung finden. Die Rubrik ist nicht gedacht für anorexie-ähnliche Eßstörungen, die auf einer bekannten körperlichen Krankheit beruhen.

F 50.3 Atypische Bulimia nervosa: Ein oder mehrere Kernmerkmale der Bulimia nervosa (F 50.2) fehlen, bei ansonsten recht typischem klinischen Bild. Die Patienten können vom Normalgewicht nach oben oder unten abweichen oder Syndrome mit depressiven Symptomen aufweisen.

F 50.4 Eßattacken bei sonstigen psychischen Störungen: Übermäßiges Essen als Reaktion auf belastende Ereignisse mit daraus resultierendem Übergewicht. Trauerfälle, Unfälle, Operationen und emotional belastende Ereignisse können von einem „reaktiven Übergewicht" gefolgt sein. Übergewicht als Ursache einer psychischen Störung ist unter dieser Rubrik nicht zu kodieren, sondern unter F 38 (sonstige affektive Störungen), F 41.2 (Angst und depressive Störung, Gemischt) oder F 48.9 (nicht näher bezeichnete neurotische Störung) zusammen mit einer Kodierung für den Typ des Übergewichts. Übergewicht als Nebenwirkung einer lang dauernden Behandlung mit gewichtssteigernden Medikamenten (z. B. Neuroleptika, Antidepressiva) sind unter E 66.1 zu klassifizieren. Übergewicht kann eine Motivation für Fasten oder Diät darstellen. Übergewicht kann andere psychische Symptome (Stimmungsschwankungen, Reizbarkeit, Ruhelosigkeit, Ängste) nach sich ziehen. Dies würde unter F 30 bis 39 oder F 40 bis 48 erfaßt, wobei Fasten zusätzlich unter F 50.8 (sonstige Eßstörungen) klassifiziert werden sollte.

F 50.5 Erbrechen bei sonstigen psychischen Störungen: Erbrechen im Zusammenhang mit einer dissoziativen Störung (F 44), einer hypochondrischen Störung (F 45.2) oder im Sinne einer psychogenen Hyperemesis gravidarum.

1.3 Epdiemiologie

Die Behandlungsinzidenz von *Anorexia nervosa* hat sich während der letzten Jahrzehnte dieses Jahrhunderts erhöht. Dies wurde in verschiedenen epidemiologischen Studien aufgezeigt, so für einen Bezirk in Südschweden sowie für den Kanton von Zürich. Psychiatrisch-epidemiologische Fallregister-Untersuchungen, wie sie z. B. im Monroe-County durchgeführt wurden, zeigten ebenfalls eine Zunahme anorektischer und bulimischer Eßstörungen. Die jährliche Inzidenz stieg in dieser Studie von 0,35 pro 100 000 Einwohner in den 60er Jahren auf 0,64 pro 100 000 Einwohner in den 70er Jahren. In Dänemark wurde zwischen 1973 und 1987 eine jährliche Inzidenzrate von 1,04 pro 100 000 Einwohner ermittelt (in der Altersgruppe zwischen 0 und 90 Jahren). Es wird angenommen, daß auch die wahre Prävalenz von Anorexia nervosa in der Bevölkerung zugenommen hat. Bei jungen Frauen ist Anorexia nervosa erheblich weiter verbreitet als bei jungen Männern; die Relation ist etwa 1:12. Das Alter bei Erkrankungsbeginn liegt im Mittel bei ca. 16 Jahren. Bei Mädchen im Alter zwischen 15 und 19 Jahren gehen die Schätzungen für die Verbreitung von Anorexia nervosa bis auf 3% und in besonderen Risikogruppen wie z. B. Ballettänzerinnen liegt die Prävalenz von AN noch wesentlich höher.

Bulimia nervosa ist in der Bevölkerung insbesondere bei Frauen weiter verbreitet als Anorexia nervosa. Zahlreiche Untersuchungen wurden bei ausgewählten Zielgruppen (Schülerinnen, Studentinnen) durchgeführt und sind nicht auf die Allgemeinbevölkerung zu übertragen. Auf der Basis repräsentativer Bevölkerungsstudien wird geschätzt, daß etwa 0,5 bis 3% der Frauen im relevanten Alter (17 bis 35 Jahre) eine Bulimia nervosa nach den DSM-III-R bzw. DSM-IV Kriterien zu einem bestimmten Zeitpunkt aufweisen. Die Alters- und Geschlechtsverteilung ist ähnlich der bei Anorexia nervosa, doch liegt das Alter zum Zeitpunkt der Diagnosestellung meist etwas höher. Bulimia nervosa tritt seltener bei Kindern unter 14 Jahren auf. Ein Teil der bulimischen Patientinnen hatte zuvor eine Episode mit Anorexia nervosa. In einer kanadischen Studie wird auf der Basis des Composite International Diagnostic Interview (CIDI) bei einer repräsentativen Bevölkerungsstichprobe von 8 116 Personen eine Lifetime-Prävalenz für Bulimia nervosa von 1,1% für Frauen und 0,1% für Männer (DSM-IV Kriterien) berichtet.

Zur Verbreitung der Psychogenen Hyperphagie (*„Binge Eating Disorder"*) gibt es bis dato nur sehr wenig Daten. Eine erste Studie aus Frankreich berichtet, dass 9 bis 15% der Patientinnen, die ambulante Behandlung wegen Übergewicht aufsuchten, die Kriterien für Binge Eating Disorder erfüllten. Eine norwegische Studie berichtet über eine Häufigkeit von Binge Eating Disorder in der weiblichen Bevölkerung von 1,5%, während 0,7% im Querschnitt Bulimia nervosa und 0,3% im Querschnitt Anorexia nervosa aufwiesen.

1.4 Familiengenetische Studien

Angehörige ersten Grades von Frauen mit Anorexia nervosa zeigen selbst eine erhöhte Rate von Anorexia nervosa. Zwillingsstudien zeigten für Anorexia nervosa und für Bulimia nervosa eine höhere Konkordanz für monozygote im Vergleich zu dizygoten Zwillingspaaren. Angehörige von Patientinnen mit Eßstörungen zeigen erhöhte Prävalenzraten von
1) **depressiven Erkrankungen**,
2) **Angsterkrankungen**,
3) **Zwangserkrankungen**,
4) **Übergewicht** und
5) **Substanzmißbrauch** sowie für **Eßstörungen**
   (siehe Übersicht von Lilienfeld et al., 1998 – vergl. Literaturverzeichnis).

1.5 Verlauf und Prognose

Mehrere Langzeit-Verlaufsuntersuchungen zur *Anorexia nervosa* wurden in jüngster Zeit veröffentlicht. Der Anteil remittierter Patientinnen nahm bei langen Verlaufsstrecken (7 bis 20 Jahre) deutlich zu; andererseits fand sich bei den selben Patientenkohorten auch eine hohe Mortalität von 10 bis 20% nach 15 bis 20 Jahren im Verlauf. Diese Ergebnisse gelten für Patientinnen, die in Einrichtungen für Erwachsene und nicht in der Pädiatrie oder Kinder- und Jugendpsychiatrie behandelt wurden. Letztere scheinen, möglicherweise im Zusammenhang mit der früher einsetzenden medizinischen Hilfe, eine günstigere Prognose zu haben.

Über den längerfristigen Verlauf der *Bulimia nervosa* ist relativ wenig bekannt. In einer 6-Jahres Verlaufsuntersuchung stationär behandelter Bulimia nervosa-Patientinnen („Purging-Typus") waren zwei verstorben (1%) und der Anteil der remittierten und gut gebesserten vergrößerte sich von der 2-Jahres zur 6-Jahres-Nachuntersuchung. Patientinnen, die parallel andere psychische Erkrankungen aufwiesen (Komorbidität), scheinen eine ungünstigere Prognose zu haben. Dies gilt insbesondere auch für sog. multi-impulsive Bulimia nervosa Patienten, d. h. Patienten die zusätzlich zur Bulimie mehrere impulsive Symptome wie Kleptomanie, selbstverletzende Handlungen, Selbstmordversuche, Alkoholmißbrauch aufwiesen.

Zum Verlauf von *„Binge Eating Disorder"* (DSM-IV) gibt es aufgrund der erst jüngst erfolgten vorläufigen Operationalisierung nahezu keine Verlaufsergebnisse. Eine erste Studie berichtet über den poststationären Verlauf von 68 Frauen mit BED. Sowohl die eßstörungsspezifische als auch die allgemeine Psychopathologie besserte sich in einem 6-Jahres-Zeitraum, während hinsichtlich des Übergewichtes eine deutliche Rückfalltendenz bestand, so daß hier künftig zusätzliche Interventionen zur Erhaltung des Therapieerfolges erforderlich sein werden.

2 Diagnostik

2.1 Psychiatrische und psychotherapeutische Diagnostik

Anamnese und Befunderhebung

Erforderlich ist eine umfassende, mehrdimensionale Bestandsaufnahme. Zunächst sollte versucht werden, eine therapeutische Beziehung mit Vertrauen und gegenseitigem Respekt herzustellen, die eine Basis für die Exploration und Behandlung der Eßstörung und damit verbundener Probleme darstellt. Eine – besonders im frühen Krankheitsstadium bestehende – Krankheitsverleugnung kann die Diagnostik erschweren. Die **initiale Anamneseerhebung** zum Eßverhalten sollte folgende Punkte behandeln: Gewichts- und Größenentwicklung, angestrebtes Gewicht, Menarche und Zyklusregelmäßigkeit, Kalorienrestriktion und Vermeidung von Nahrungsmitteln, Häufigkeit und Ausmaß von Eßanfällen, selbstinduziertes und spontanes Erbrechen, Gebrauch von Laxantien, Einläufen, Diuretika, Appetitzüglern, Brechmitteln, Beruhigungsmitteln, Nikotin, Alkohol, Anabolika und illegale Substanzen, Störungen des Körperschemas, aktuelle Nahrungszufuhr, Nahrungsmittelvorlieben, Einstellungen und kognitive Verzerrungen zu Ernährung, Figur und Gewicht, ritualisierte oder zwanghafte Verhaltensweisen im Umgang mit Ernährung und körperlicher Bewegung, psychologische und soziale Einschränkungen. Um die Probleme der Patientin verstehen zu können, ist es hilfreich, ihr Krankheitsmodell sowie die Effekte interpersoneller Beziehungen auf Entstehung und Verlauf der Symptome zu explorieren. In der psychiatrischen Anamnese sollte besonders auf komorbide Störungen geachtet werden, vor allem auf affektive Störungen und Angststörungen, Suizidalität, Substanzmißbrauch, Zwangssymptome und Persönlichkeitsstörungen. Diebstähle und Selbstverletzungen sollten erfragt werden. Die Vorgeschichte sollte Fragen nach Temperamentsentwicklung, sexuellem und körperlichem Mißbrauch und eine Sexualanamnese einschließen. Neben den Verhaltensaspekten und dem psychopathologischen Befund ist es sinnvoll, die psychopathologisch relevanten intrapsychischen und interpersonellen Konflikte zu explorieren und die Motivation und Ressourcen der Patientin zu erfassen. In der **Familienanamnese** sollte besonders auf Eßstörungen und andere psychische Störungen, Übergewicht, Einstellungen zu Essen, Aussehen, Sport sowie auf die Interaktion der Familie mit der Symptomatik der Patientin eingegangen werden.

Zur Vereinfachung der Kommunikation zwischen Fachleuten und zur Qualitätssicherung ist es sinnvoll, sich bei der **Diagnosestellung** operationalisierter Kriterien zu bedienen. Es wird deshalb empfohlen, die gewonnen Informationen entsprechend einem operationalisiertem Diagnosesystem (z. B. ICD 10 der WHO oder DSM-IV der APA) in Hauptdiagnosen und diagnostische Unterformen einzuordnen.

Psychodiagnostische Hilfsmittel

Die Exploration kann in offener Form oder gestützt durch standardisierte (z. B. SCID-I und SCID-II) oder halbstandardisierte Interviews (SIAB; IDCL für ICD-10 Checklisten) stattfinden. Weiterhin ist der Einsatz standardisierter Fragebögen möglich und sinnvoll (z. B. EDI oder FEV zur Erfassung charakteristischer Einstellungen und Verhaltensweisen bei Eßstörungen, SCL-90-R zur Erfassung allgemeiner Psychopathologie, Beck-Depressions-Inventar und Beck-Angst-Inventar zur Erfassung depressiver oder ängstlicher Begleitsymptomatik).

2.2 Körperliche Untersuchung und technische Befunde

Eine ausführliche körperliche Untersuchung sollte besondere Aufmerksamkeit auf Größe, Gewicht, Pubertätsentwicklung, kardiovaskuläres System, Haut und Zahnstatus richten. Initiale technische Untersuchungen sollten ein EKG, Blutbild, Natrium, Kalium, Calcium, Magnesium, Phosphat, Kreatinin, Amylase, Leberenzyme und einen Urinstatus umfassen. Folgende Untersuchungen sind allerdings nur bei zusätzlicher spezifischer Indikation – sinnvoll oder erforderlich: CCT oder MRT (Ausschluß Hirntumor); Knochendichtemessung bei Anorexia nervosa zur Klärung des Frakturrisikos; m.E. Dexamethason-Test, LH, FSH, Östradiol, TSH, T3, T4 (Ausschluß primärer endokrinologischer Erkrankungen).

Als Bewertungsmaßstab zur Beurteilung des Körpergewichtes kann der Body-Mass-Index (BMI) verwendet werden. Er errechnet sich nach der Formel BMI = Körpergewicht (kg)/(Körpergröße (m))^2. (Eine Person mit 60 kg Körpergewicht und 1,70 m Körpergröße hat also beispielsweise einen BMI von 20,8 kg/m^2.) In der Literatur finden sich detaillierte Angaben zur Verteilung des BMI in verschiedenen Referenzpopulationen und Altersgruppen, sowie zum Zusammenhang zwischen BMI und verschiedenen Gesundheitsrisiken. Für klinische Zwecke erscheint bei Erwachsenen beider Geschlechter folgende Einteilung sinnvoll:

- hochgradiges Untergewicht BMI <14 kg/m^2
- mittelgradiges Untergewicht BMI 14 bis 16 kg/m^2
- leichtgradiges Untergewicht BMI 16 bis 18 kg/m^2
- Normalbereich BMI 18 bis 26 kg/m^2
- leichtgradiges Übergewicht BMI 26 bis 30 kg/m^2
- mittelgradiges Übergewicht BMI 30 bis 40 kg/m^2
- hochgradiges Übergewicht BMI >40 kg/m^2.

2.3 Differentialdiagnose

Als internistische Differentialdiagnosen sind bei der Anorexia nervosa alle Erkrankungen zu erwägen, die ebenfalls das Leitsymtom Gewichtsverlust haben: Diabetes mellitus und andere endokrine Erkrankungen wie Hyperthyreose, gastrointestinale Erkrankungen wie Sprue, chronische Pankreatitis, zystische Fibrose, Colitis oder ösophageale oder intestinale Stenosen, infektiöse Erkrankungen wie Tuberkulose, Parasitosen, Endokarditiden oder HIV Infektionen, maligne Erkrankungen, Intoxikationen, Lebererkrankungen oder Nierenerkrankungen.

Psychiatrische Differentialdiagnosen sind schwere depressive Erkrankungen mit Appetitverlust, psychotische Erkrankungen mit ernährungsbezogenem Wahn, sowie Angst- und Zwangserkrankungen mit ernährungsbezogenen Ängsten oder Zwangsgedanken.

Differentialdiagnosen der Bulimia nervosa und der Binge-Eating-Störung sind Diabetes mellitus sowie hypothalamische Tumoren.

Die Diagnose einer Eßstörung ist aber nur in seltenen Fällen eine Ausschlußdiagnose. Für den erfahrenen Diagnostiker ist diese Erkrankungsgruppe aufgrund der psychopathologischen Merkmale mit hoher Reliabilität positiv diagnostizierbar, da Gewichtsverlust aufgrund von internistischen, neurologischen oder anderen psychiatrischen Erkrankungen durch zusätzliche Symptome gekennzeichnet ist und dabei gleichzeitig nur selten alle Symptome einer typischen Eßstörung beobachtet werden können. Anorexia nervosa ist unter den Lebensbedingungen moderner Industriegesellschaften die häufigste Ursache von Untergewicht bei adoleszenten oder jungen erwachsenen Frauen.

3 Behandlung

3.1 Symptombezogene Behandlungsziele

Allgemeines

Die Behandlungsinterventionen dienen bei allen Formen von Eßstörungen zunächst der Ernährungsrehabilitation und der Wiederherstellung eines kalorisch adäquaten, strukturierten und ausgewogenen Eßverhaltens. Hierdurch sollen die biologischen und
psychologischen Konsequenzen von kontinuierlicher oder inter-
mittierender Mangelernährung aufgehoben werden, die gestörtes
Eßverhalten perpetuieren können und für internistische und andere medizinische Komplikationen verantwortlich sind. Das be-
gleitend verfolgte Langzeitziel ist es, die mit der Eßstörung ver-
bundenen psychologischen, familiären, sozialen und verhaltens-
bezogenen Probleme zu diagnostizieren und ihre Bewältigung zu
unterstützen, so daß die Wahrscheinlichkeit eines Rückfalles ver-
mindert wird. Bei unzureichender Krankheitseinsicht ist der kon-
tinuierliche Aufbau einer Behandlungsmotivation erforderlich.

Körperliche Störungen aufgrund Mangelernährung

Es besteht Übereinstimmung darin, daß viele körperliche und
psychische Symptome von Eßstörungen die Folge von Mangelernährung sein können. Experimentelle Fastenstudien weisen auf
ausgeprägte gedankliche Beschäftigung mit Essen, Horten von
Nahrungsmitteln, ungewöhnliche Geschmackspräferenzen, Eßanfälle und andere Störungen der Appetitregulation, Depression,
Zwanghaftigkeit, Apathie, Irritabilität und andere Persönlichkeitsveränderungen unter Mangelernährungsbedingungen hin.

Diese Störungen sind bei ausreichender Ernährung reversibel, können aber noch erhebliche Zeit nach dem Wiedererreichen des Ausgangsgewichts andauern. Aus diesem Grund kann für eine vollständige psychologische Befunderhebung eine zumindest teilweise Ernährungsrehabilitation erforderlich sein.

Psychologische und soziale Defizite

Eine Konzeptualisierung der bei Patientinnen mit Eßstörungen beobachteten psychologischen Störungen erfolgte im Rahmen von psychodynamischen, psychoanalytischen, kognitiven, lerntheoretischen, familiendynamischen, soziokulturellen und feministischen Theorien. Häufig wird angenommen, daß ein tiefgreifendes Gefühl von Ineffektivität ein zentrales Charakteristikum von Patientinnen mit Eßstörungen ist. Hieraus resultieren 1) Versuche Betroffener, die Selbstkontrolle wenigstens im Bereich des Gewichts zu erreichen, 2) Schwierigkeiten, proprio- und interozeptive Reize einschließlich Hunger und Sättigung wahrzunehmen und richtig zu interpretieren und 3) Schwierigkeiten, unangenehme Gefühlszustände wahrzunehmen, zu interpretieren und auszuhalten oder zu lösen. Defizite in der Persönlichkeitsentwicklung, mangelndes Selbstwertgefühl, Probleme der Selbststeuerung sowie inkomplette und ambivalente Objektbeziehungen können dazu führen, daß diese Patientinnen für die Entwicklungsschritte der Individuation und Unabhängigkeit schlecht gerüstet sind und ein unzureichendes Gefühl persönlicher und sexueller Identität und ein tiefgreifendes Gefühl von Ineffektivität und Hilflosigkeit entwickeln. Die Teilbeiträge von autonomen konstitutionellen Faktoren, Entwicklungskonflikten über Trennung und Individuation, Schwierigkeiten mit der Steuerung des Selbstwertgefühls, pathogenen Interaktionsformen in der Familie und pathogenen sozialen Einflüssen werden für wichtig gehalten, sind aber noch nicht genügend empirisch gesichert. Ausgiebige Beschäftigung mit Aussehen und Gewicht kann der Fokus von Bewältigungsversuchen belastender Lebensabschnitte, insbesondere der Adoleszenz werden. Frauen mit Störungen der Autonomieentwicklung, der Sexualität, des Selbstwertgefühls und der

Spannungsregulation können ein höheres Risiko haben, Eßstörungen zu entwickeln. Beispielsweise kann Anorexia nervosa ein Mittel sein, um die körperlichen und psychologischen Aspekte der Sexualität zu vermeiden. Zunächst werden die Patientinnen für ihr schlankes Aussehen von Eltern und Altersgenossen gelobt und anerkannt; unter Altersgenossen besteht häufig ein Wettbewerb um Schlankheit. Bei zunehmenden Symptomen wird dann häufig die Ernsthaftigkeit der Eßstörung geleugnet. Manche Patientinnen betrachten die Eßstörung dann als Teil ihrer Identität.

Kulturell bedingte einseitige Wahrnehmungen

Schlankheit ist eine Obsession der westlichen Kultur geworden. Insbesondere von Frauen wird eine enge Beziehung zwischen Selbstwert, Attraktivität, Gewicht und Diätverhalten hergestellt. Es ist eine wichtige therapeutische Aufgabe, verzerrte Wertvorstellungen in Frage zu stellen, ohne individuelle Grundlagen des Selbstwertgefühls zu beeinträchtigen. Es ist auch eine allgemeine ärztliche und psychotherapeutische Aufgabe, auf einen realistischen, am individuellen Wohlbefinden und an der Gesundheit orientierten Umgang (auch in der Öffentlichkeit und in Betrieben) mit Ernährung, Figur und Gewicht hinzuarbeiten.

Psychiatrische Komorbidität

Diagnose und Behandlung komorbider Störungen, insbesondere depressiver Störungen, Angststörungen, Zwangsstörungen und Persönlichkeitsstörungen ist vermutlich wesentlich für den Langzeiterfolg bei Patienten mit Eßstörungen. Da das zusätzliche Vorliegen anderer psychischer Erkrankungen die Prognose negativ beeinflußt und weil für die komorbiden Erkrankungen entsprechende Behandlungen angeboten werden müssen, ist dadurch die Behandlung wesentlich erschwert. Andererseits kann eine erfolgreiche Behandlung der Eßstörung bereits ohne weitere Maßnahmen zu einer deutlichen Besserung komorbider Zustände führen. Es können sowohl Wechselwirkungen zwischen Eßstörungen und den genannten komorbiden Zuständen, als auch gemeinsame ätiologische Faktoren angenommen werden. Eine empirische Fundierung hierfür besteht allerdings nicht. In der Therapie sollten Eßstörungen und komorbide Störungen simultan berücksichtigt werden, da die Prognose zu einem wesentlichen Teil von der Komorbidität abhängt.

3.2 Spezifische Behandlungsmaßnahmen

Anorexia nervosa

Verhaltensbezogene und psychotherapeutische Maßnahmen
Anorexia nervosa ist eine medizinisch, psychopathologisch und interpersonell komplexe, ernste und häufig chronische Störung. Therapie erfordert deshalb typischerweise eine längerdauernde medizinische und psychotherapeutische Versorgung unter Berücksichtigung verschiedener Störungsbereiche und einen Gesamtbehandlungsplan, der medizinische Behandlung, individuelle Psychotherapie und gegebenenfalls Familientherapie umfaßt. Die günstigsten Kurzzeiterfolge werden durch die Kombination von Ernährungsrehabilitation und Einzel- oder Gruppenpsychotherapie erreicht.

Es besteht allgemeine Übereinstimmung darin, daß die Wiederherstellung eines gesunden Gewichts ein zentrales, frühes Behandlungsziel bei untergewichtigen Patientinnen darstellt. Gewichtsnormalisierung allein kann bereits zu Verbesserungen von zwanghaftem Verhalten, Stimmung und Persönlichkeitsveränderungen führen. Das Zielgewicht sollte individuell unter Berücksichtigung altersbezogener Perzentilen festgelegt werden. Es sollte Alter, Trainingszustand und früheres Gewicht berücksichtigen und üblicherweise innerhalb des Referenzbereiches für gleichaltrige Frauen liegen (Anhaltswert: BMI 18 bis 26 kg/m^2). Weitere Behandlungsziele sind: Wiederherstellung einer zeitlich strukturierten, kalorisch ausreichenden, ausgewogenen und vielfältigen Nahrungszufuhr, Behandlung medizinischer Komplikationen, Bearbeitung dysfunktionaler Gedanken, Gefühle und Überzeugungen, Verbesserung der Stimmung und der Verhaltensregulation, eventuell Modifikationen des Familiensystems und Rückfallprophylaxe.

Die Entscheidung für stationäre, teilstationäre oder ambulante Therapie muß ebenfalls individuell getroffen werden. Dabei sollten Gewicht, medizinischer Status, Motivation, Familiensituation, psychiatrische Komorbidität und der bisherige Erkrankungs- und Therapieverlauf berücksichtigt werden. Eine stationäre Therapie ist meist unumgänglich, wenn der BMI 15 kg/m^2 unterschreitet (d. h., wenn beispielsweise das Körpergewicht unterhalb von 39 kg bei 1,65 m Körpergröße liegt), und wenn eine ernsthafte komorbide Störung oder medizinische Komplikationen vorhanden ist.

Stationäre und teilstationäre Behandlungsprogramme erfordern Personal, das im Umgang mit eßgestörten Patientinnen geschult und geübt ist, sich unterstützend und ermutigend verhält und eine vertrauensvolle therapeutische Beziehung mit den Patientinnen und ihren Angehörigen eingeht. Die medizinische Notwendigkeit für eine Gewichtszunahme sollte klargestellt werden. Sowohl positive Verstärker (Lob, Ermunterung), wie negative Konsequenzen (Einschränkung der Sportmöglichkeiten oder Bettruhe) beeinflussen die Normalisierung von Eßverhalten und Gewicht. Verschiedene Krankenhäuser benutzen unterschiedliche und unterschiedlich strenge Verstärkungspläne und Konsequenzen im Umgang mit gestörtem Eßverhalten. Die relativen Vorzüge dieser Pläne erfordern noch genauere Evaluation. Die Patientinnen sollten im Verlauf der Krankenhausbehandlung regelmäßig medizinisch überwacht und gewogen werden. Bei der Nahrungszufuhr zur Gewichtsrestitution sollte mit etwa 30 bis 40 kcal/kg pro Tag begonnen werden (= 1000 bis 1600 kcal/Tag). Manche Patientinnen benötigen bis zu 100 kcal/kg pro Tag um eine ausreichende Gewichtssteigerung zu erzielen. Ausgewogene komplexe Mahlzeiten sind bei der Wiederernährung vorzuziehen. Ernährung über nasogastrale Sonden oder parenterale Ernährung sollte nur ausnahmsweise und in lebensbedrohlichen Situationen durchgeführt werden, da diese Interventionen bei eßgestörten Patientinnen mit signifikanten Risiken verbunden sind.

Einige stark untergewichtige Patientinnen akzeptieren jedoch eine Ernährung über Sonde zunächst leichter als orale Ernährung. Vor einer Entscheidung über Zwangsernährung sollten die klinische Dimension des Vorgehens, die Einstellung des Patienten und seiner Familie, die ethischen Aspekte und rechtliche Vorschriften sorgfältig beachtet werden. Wissenschaftliche Studien über die optimale Dauer einer Krankenhausbehandlung existieren nicht. Die Prognose von Patienten, deren Ernährungsrehabilitation abgeschlossen werden konnte (Gewichtsnormalisierung), scheint jedoch besser zu sein, als die von Patienten, die vorzeitig entlassen wurden oder die Behandlung abbrachen.

Es besteht Übereinstimmung darin, daß Psychotherapie als Einzel- und/oder Gruppentherapie und gegebenenfalls Familientherapie frühzeitig innerhalb des Gesamtbehandlungsplanes beginnen soll. Zunächst sollen psychoedukative Maßnahmen und Informationsvermittlung über die Natur der Störung, die Beziehung zwischen Mangelernährung und den Symptomen der Anorexia nervosa, über intrapsychische, familiäre und soziokulturelle Aspekte der Erkrankung stattfinden. Dies legt die Grundlage für spätere mehr einsichtsorientierte Vorgehensweisen. Sowohl tiefenpsychologisch fundierte, als auch kognitiv-verhaltenstherapeutische Vorgehensweisen waren in Fallstudien mit einem günstigen Verlauf assoziiert. Die Auswahl sollte auch die Ausbildung der verfügbaren Psychotherapeuten und die Wünsche der Patientinnen berücksichtigen. Die Indikation zur Familientherapie richtet sich nach Alter, Lebenssituation und Wünschen der Patientinnen (Hauptindikation bei Patientinnen unter 18 Jahren, die noch Zuhause leben). Aufgrund des häufig komplexen Bedingungsgefüges, der Komorbidität und der Neigung zu Chronifizierung ist nicht selten eine mehrjährige ambulante psychotherapeutische Betreuung erforderlich. Therapeutische Hilfen sollten insbesondere in Krisensituationen zur Verfügung stehen. Eine gute Kommunikation zwischen den beteiligten Berufsgruppen (Arzt, Psychologe etc.) und Institutionen ist für einen günstigen Behandlungsverlauf unabdingbar. Auch Selbsthilfegruppen und angeleitete (guided) Selbsthilfe haben ihren Stellenwert und sollten Beachtung finden.

Pharmakologische Maßnahmen

Zum Einsatz von Psychopharmaka bei Anorexia nervosa gibt es nur wenige kontrollierte Studien. Pharmakotherapie ist zum jetzigen Zeitpunkt keine Therapie erster Wahl der Anorexia nervosa, kann jedoch in Einzelfällen sinnvoll sein. Die Wirksamkeit antidepressiver Medikation für Anorexia nervosa konnte bis heute nicht überzeugend belegt werden. Möglicherweise profitieren einige Patientinnen mit bulimischer Symptomatik von der Einnahme von Serotoninwiederaufnahmehemmern. Beim Einsatz antidepressiver Substanzen bei anorektischen Patientinnen mit komorbider Depression muß beachtet werden, daß trizyklische Substanzen, SSRIs und MAO-Inhibitoren bei mangelernährten Patienten möglicherweise weniger wirksam sind, daß trizyklische Substanzen die Neigung anorektischer Patientinnen zu Herzrhythmusstörungen verstärken können und daß eine Ernährungsrehabilitation alleine in den meisten Fällen bereits zu einem Rückgang depressiver Symptome führt. Bei Patientinnen mit persistierender Depression sollte jedoch der Einsatz von Antidepressiva unter Berücksichtigung ihrer Nebenwirkungen erwogen werden. Die Frage der Östrogensubstitution zur Osteoroseprophylaxe bei Magersucht (in Analogie zum Vorgehen in der Postmenopause) wird derzeit kontrovers diskutiert und unterschiedlich gehandhabt. Die Frage bedarf der Klärung durch weitere empirische Untersuchungen. Derzeit besteht keine überzeugende empirische Basis für die Wirksamkeit einer Osteoroseprophyllaxe mit Sexualhormonen bei Magersüchtigen. Hypokaliämie und andere Elektrolytstörungen sollten durch eine entsprechende (nicht forcierte) Substitution ausgeglichen werden.

Bulimia nervosa

Verhaltensbezogene und psychotherapeutische Maßnahmen

Die Strategien zur Behandlung der Bulimia nervosa können beinhalten: Ernährungsberatung und Ernährungsrehabilitation, Einzel- oder Gruppenpsychotherapie nach tiefenpsychologischen oder kognitiv-verhaltenstherapeutischen Prinzipien und sowie bei spezieller Indikation familientherapeutische oder paartherapeutische Interventionen.

Bei Patientinnen mit unkomplizierter Bulimia nervosa ist eine stationäre Therapie nur ausnahmsweise erforderlich. Eine stationäre Therapie sollte erwogen werden bei medizinischen Komplikationen, komorbiden psychischen Störungen (insbesondere Suizidalität, höhergradige depressive Störungen, höhergradigen Persönlichkeitsstörungen oder Substanzmißbrauch oder -abhängigkeit), ausbleibendem Erfolg ambulanter Therapie oder schlechter regionaler Verfügbarkeit von psychotherapeutischer Expertise.

Sowohl tiefenpsychologisch fundierte, als auch kognitiv-verhaltenstherapeutisch orientierten Vorgehensweisen waren in Studien mit einem günstigen Verlauf assoziiert. Zahlreiche Therapiestudien belegen die Wirksamkeit von (kognitiver) Verhaltenstherapie (siehe Übersicht von Fichter (im Druck) – vergl. Literaturverzeichnis). Die relativen Vorteile einzelner Therapieformen oder -bausteine bedürfen noch weiterer Evaluation. In einer vielbeachteten Untersuchung von Fairburn et al. (1995) zeigte nicht nur kognitive Verhaltenstherapie (CBT) sondern auch interpersonelle Psychotherapie (IPT) besonders im längeren Verlauf eine Wirksamkeit. Derzeit laufen in angloamerikanischen Ländern multizentrische Studien zur Replikation dieses Ergebnisses. Die Kombination einer Therapie mit auf die Bedürfnisse bulimischer Patienten abgestimmter Ernährungsberatung und Ernährungsrehabilitation führt vermutlich zu besseren Erfolgen. Patientinnen mit einer unkomplizierten Bulimia nervosa können im Rahmen einer Kurzzeit- oder Fokaltherapie effektiv behandelt werden. Patientinnen mit Bulimia nervosa und komorbiden Störungen benötigen häufig längere Therapien bis zu mehrjähriger Dauer. Häufige Themen der Therapie sind die persönliche Entwicklung und Identitätsbildung, dysfunktionale Kognitionen, Schwierigkeiten im Umgang mit Emotionen, Umgang mit Sexualität und Aggressivität, Rollenerwartungen, Familienproblemen sowie die Entwicklung von angemessen Problembewältigungsstrategien.

Pharmakologische Maßnahmen

Placebo-kontrollierte Studien zeigen statistisch signifikante Effekte einer medikamentösen Behandlung bei Bulimia nervosa für Imipramin, Desimipramin, Trazodon, Fluoxetin, Fluvoxamin (letztere auch zur Rückfallprophylaxe) und (dem in Deutschland nicht erhältlichen irreversiblem MAO-Hemmer) Phenelzin. MAO-Hemmer sind aufgrund möglicher Nebenwirkungen bei Patienten mit ausgeprägten, unkontrollierten „Freßattacken" allerdings kontraindiziert (Todesfälle unter Phenelzin wurden berichtet). Die Wirksamkeit von reversiblen Monoaminoxydase A-Hemmern bedarf weiterer Belege. Vergleichstudien pharmakologischer und psychotherapeutischer Behandlung weisen auf eine Überlegenheit des psychotherapeutischen Vorgehens hin. Weiterhin wirkt eine Pharmakotherapie nicht notwendigerweise additiv zu einem psychotherapeutischen Vorgehen (Deckeneffekt). Für die Dosierung der Medikamente gelten ähnliche Regeln wie bei affektiven Erkrankungen, nur bei Serotoninwiederaufnahmehemmern wie Fluoxetin sind höhere Dosen (60 mg) erforderlich. Eine Pharmakotherapie zur Rückfallprophylaxe kann in Einzelfällen sinnvoll sein.

Binge Eating Störung

Zur Behandlung des Binge Eating Disorder liegen bisher nur wenige Therapiestudien vor. Die Vorgehensweise ist ähnlich wie bei Bulimia nervosa eine Kombination von Ernährungsbehandlung und kognitiv-verhaltenstherapeutischer Einzel- oder Gruppentherapie. Weiterhin ist eine Behandlung komorbider Störungen erforderlich. In diesem Bereich besteht erheblicher Forschungsbedarf.

B. Kurzversion der Behandlungsleitlinie Eßstörungen

Leitlinie 1: Grundlagen

Definiton der Erkrankungsformen

Für die Diagnose der *Anorexia nervosa* (F 50.0) gelten nach *ICD 10* folgende diagnostische Leitlinien:

1. Tatsächliches Körpergewicht mindestens 15% unter dem erwarteten (entweder durch Gewichtsverlust oder nie erreichtes Gewicht) oder Body-Mass-Index von 17,5 kg/m^2 oder weniger. Bei Patienten in der Vorpubertät kann die erwartete Gewichtszunahme während der Wachstumsperiode ausbleiben.

2. Der Gewichtsverlust ist selbst herbeigeführt durch: a. Vermeidung von hochkalorischen Speisen; und eine oder mehrere der folgenden Möglichkeiten: b. selbst induziertes Erbrechen; c. selbst induziertes Abführen; d. übertriebene körperliche Aktivitäten; e. Gebrauch von Appetitzüglern und/oder Diuretika.

3. Körperschema-Störung in Form einer spezifischen psychischen Störung: die Angst, zu dick zu werden, besteht als tiefverwurzelte überwertige Idee; die Betroffenen legen eine sehr niedrige Gewichtsschwelle für sich selbst fest.

4. Eine endokrine Störung auf der Hypothalamus-Hypophysen-Gonaden-Achse. Sie manifestiert sich bei Frauen als Amenorrhoe und bei Männern als Libido- und Potenzverlust. Eine Ausnahme stellt das Persistieren vaginaler Blutungen bei anorektischen Frauen mit einer Hormonsubstitutionstherapie zur Kontrazeption dar. Erhöhte Wachstumshormon- und Kortisolspiegel, Änderung des peripheren Metabolismus von Schilddrüsenhormonen und Störungen der Insulinsekretion können gleichfalls vorliegen.

5. Bei Beginn der Erkrankung vor der Pubertät ist die Abfolge der pubertären Entwicklungsschritte verzögert oder gehemmt (Wachstumsstopp; fehlende Brustentwicklung und primäre Amenorrhoe beim Mädchen; bei Knaben bleiben die Genitalien kindlich). Nach Remission wird die Pubertätsentwicklung häufig normal abgeschlossen, die Menarche tritt aber verspätet ein.

Untertypen:

F 50.00 Anorexia ohne aktive Maßnahmen zur Gewichtsabnahme (Erbrechen, Abführen etc.) – dazugehörige Begriffe: Asketische Form der Anorexia nervosa, passive Form der Anorexia nervosa, restriktive Form der Anorexia nervosa.

F 50.01 Anorexia mit aktiven Maßnahmen zur Gewichtsabnahme (Erbrechen, Abführen, etc. u.U. in Verbindung mit Heißhungerattacken) – dazugehörige Begriffe: Aktive Form der Anorexia nervosa, bulimische Form der Anorexia nervosa.

Für die Diagnose einer **Bulimia nervosa** (F 50.2) gelten nach *ICD 10* folgende diagnostische Leitlinien:

1. Eine andauernde Beschäftigung mit Essen, eine unwiderstehliche Gier nach Nahrungsmitteln; die Patientin erliegt Eßattakken, bei denen große Mengen Nahrung in sehr kurzer Zeit konsumiert werden.

2. Die Patientin versucht, dem dickmachenden Effekt der Nahrung durch verschiedene Verhaltensweisen entgegenzusteuern: selbstinduziertes Erbrechen, Mißbrauch von Abführmitteln, zeitweilige Hungerperioden, Gebrauch von Appetitzüglern, Schilddrüsenpräparaten oder Diuretika. Wenn die Bulimie bei Diabetikerinnen auftritt, kann es zu einer Vernachlässigung der Insulinbehandlung kommen.

3. Die psychopathologische Auffälligkeit besteht in einer krankhaften Furcht davor, dick zu werden; die Patientin setzt sich eine scharf definierte Gewichtsgrenze, weit unter dem prämorbiden, vom Arzt als optimal oder „gesund" betrachteten Gewicht.

4. Häufig läßt sich in der Vorgeschichte mit einem Intervall von einigen Monaten bis zu mehreren Jahren eine Episode einer Anorexia nervosa nachweisen. Diese frühere Episode kann voll ausgeprägt gewesen sein oder war eine verdeckte Form mit mäßigem Gewichtsverlust und/oder einer vorübergehenden Amenorrhoe.

Forschungskriterien für die **„Binge-Eating"-Störung** nach **DSM-IV**

A. Wiederholte Episoden von „Eßanfällen". Eine Episode von „Eßanfällen" ist durch die beiden folgenden Kriterien charakterisiert:

(1) Essen einer Nahrungsmenge in einem abgrenzbaren Zeitraum (z.B. in einem zweistündigen Zeitraum), die definitiv größer ist als die meisten Menschen in einem ähnlichen Zeitraum unter ähnlichen Umständen essen würden.

(2) Ein Gefühl des Kontrollverlustes über das Essen während der Episode (z.B. ein Gefühl, daß man mit dem Essen nicht aufhören kann bzw. nicht kontrollieren kann, was und wieviel man ißt).

B. Die Episoden von „Eßanfällen" treten gemeinsam mit mindestens drei der folgenden Symptome auf:

(1) wesentlich schneller essen als normal,

(2) essen bis zu einem unangenehmen Völlegefühl,

(3) essen großer Nahrungsmengen, wenn man sich körperlich nicht hungrig fühlt,

(4) alleine essen aus Verlegenheit über die Menge, die man ißt,

(5) Ekelgefühle gegenüber sich selbst, Deprimiertheit oder große Schuldgefühle nach dem übermäßigen Essen.

C. Es besteht deutliches Leiden wegen der Eßanfälle

D. Die Eßanfälle treten im Durchschnitt an mindestens 2 Tagen in der Woche während mindestens 6 Monaten auf.

E. Die Eßanfälle gehen nicht mit dem regelmäßigen Einsatz von unangemessenen kompensatorischen Verhaltensweisen einher und treten nicht ausschließlich im Verlauf einer Anorexia nervosa oder Bulimia nervosa auf.

Epidemiologie und Verlauf

Anorexia nervosa

Jährliche Inzidenz ca. 0,5 bis 1,0 pro 100 000 Einwohner, Lebenszeitprävalenz bei Frauen ca. 0,5% bei Männern ca. 0,05%. Erstmanifestation meist in der Adoleszenz, selten präpubertär oder nach dem 40. Lebensjahr. Verlauf meist subchronisch bis chronisch. Prognose: Mit 5 bis 20% hohe Mortalität. Bei etwa 60 bis 70% langfristig günstiger Verlauf.

Bulimia nervosa

Lebenszeitprävalenz bei Frauen ca. 0,5% bis 3% bei Männern ca. 0,2%. Erstmanifestation meist in der Adoleszenz, selten präpubertär oder nach dem 40. Lebensjahr. Verlauf meist subchronisch bis chronisch. Prognose: Niedrige Mortalität. Bei etwa 70 bis 80% langfristig günstiger Verlauf.

Binge-Eating-Störung

Lebenszeitprävalenz bei Frauen ca. 1,5%. Verlauf meist subchronisch bis chronisch. Prognose: Niedrige Mortalität. Bei etwa 70 bis 80% langfristig günstiger Verlauf.

Leitlinie 2: Diagnostik

Psychiatrische und psychotherapeutische Diagnostik

Anamnese und Befunderhebung

- Erfassung der Symptome der Eßstörung (Gewichtsverlust, angestrebtes Gewicht, Menarche und Zyklusverlauf, Kalorienrestriktion, vermiedene Nahrungsmittel, Häufigkeit und Ausmaß von Eßanfällen, Erbrechen, Gebrauch von Abführmitteln, Diuretika, Appetitzüglern und Brechmitteln, Einstellung zum Körper, Aussehen, Figur, Gewicht, Ernährung, ritualisierte und zwanghafte Verhaltensweisen, Sport und isometrische Übungen)
- Erfassung der Psychiatrische Komorbidität (Depressive Störungen, Angst- und Zwangsstörungen, Persönlichkeitsstörungen, Substanzabhängigkeit oder Substanzmißbrauch, posttraumatische Belastungsstörungen).

Körperliche Untersuchung und technische Befunde

- Gewicht, Größe, Blutdruck, körperliche Untersuchung, Blutbild, Natrium, Kalium, Kalzium, Magnesium, Phosphat, Kreatinin, Amylase, Leberenzyme, Urinstatus, EKG

- Weitere Untersuchungen (z. B. craniale Computertomographie, Knochendichtemessung, endokrine Untersuchungen) nur bei spezieller Indikation.

Differentialdiagnose
- Internistische und neurologische Erkrankungen: Diabetes mellitus und andere endokrine Erkrankungen, gastrointestinale Erkrankungen wie Sprue, chronische Pankreatitis, zystische Fibrose, Colitis oder ösophageale oder intestinale Stenosen, infektiöse Erkrankungen wie Tuberkulose, Endokarditiden oder HIV-Infektionen, maligne Erkrankungen (peripher und ZNS), Intoxikationen, Lebererkrankungen oder Nierenerkrankungen
- Psychiatrische Erkrankungen: Schwere depressive Erkrankungen mit Appetitverlust, psychotische Erkrankungen mit ernährungsbezogenem Wahn, sowie Angst- und Zwangserkrankungen mit ernährungsbezogenen Ängsten oder Zwangsgedanken.

Leitlinie 3: Behandlung

Symptombezogene Behandlungsziele

Allgemeine Behandlungsziele
- Abwendung akuter Lebensgefahr
- Aufbau einer ausreichenden Behandlungsmotivation
- Reduzierung therapiegefährdender Verhaltensweisen
- Wiederaufbau eines angemessenen Eßverhaltens
- Modifikation dysfunktionaler Schemata im Bereich Figur, Gewicht, Ernährung
- Aufbau von Verhaltensfertigkeiten
- Spezifische Behandlung affektiver Störungen
- Spezifische Behandlung posttraumatischer Störungen
- Spezifische Behandlung von Persönlichkeitsstörungen
- Unterstützung beim Erreichen individueller Ziele
- Verhinderung einer Chronifizierung und Abwendung gesundheitlicher Langzeitrisiken.

Spezifische Behandlungsmaßnahmen

Anorexia nervosa

Verhaltensbezogene und psychotherapeutische Maßnahmen
- Gewichtsmanagement zur Gewichtsnormalisierung
- Ernährungsrehabilitation (ausgewogene Ernährung, Normalisierung des Eßverhaltens)
- Psychotherapie in Form von Einzeltherapie, Gruppentherapie oder Familientherapie
- Bei Körpermasseindex unter 15 kg/m^2 sowie bei ausgeprägter medizinischer oder psychiatrischer Komorbidität typischerweise stationäre Behandlung.

Bulimia nervosa und Binge-Eating-Störung

Verhaltensbezogene und psychotherapeutische Maßnahmen
- Ernährungsrehabilitation
- Ambulante Psychotherapie in Form von Einzeltherapie, Gruppentherapie oder Familientherapie
- Stationäre Behandlung bei ausgeprägter medizinischer oder psychiatrischer Komorbidität.

Pharmakologische Behandlung
Behandlung mit antidepressiven Substanzen (Serotonin-spezifischen Wiederaufnahmehemmer, trizyklische Antidepressiva).

C. Algorithmen der Behandlungsleitlinie Eßstörungen

Algorithmus C 1: Diagnostische Einordnung der Eßstörungen nach ICD 10

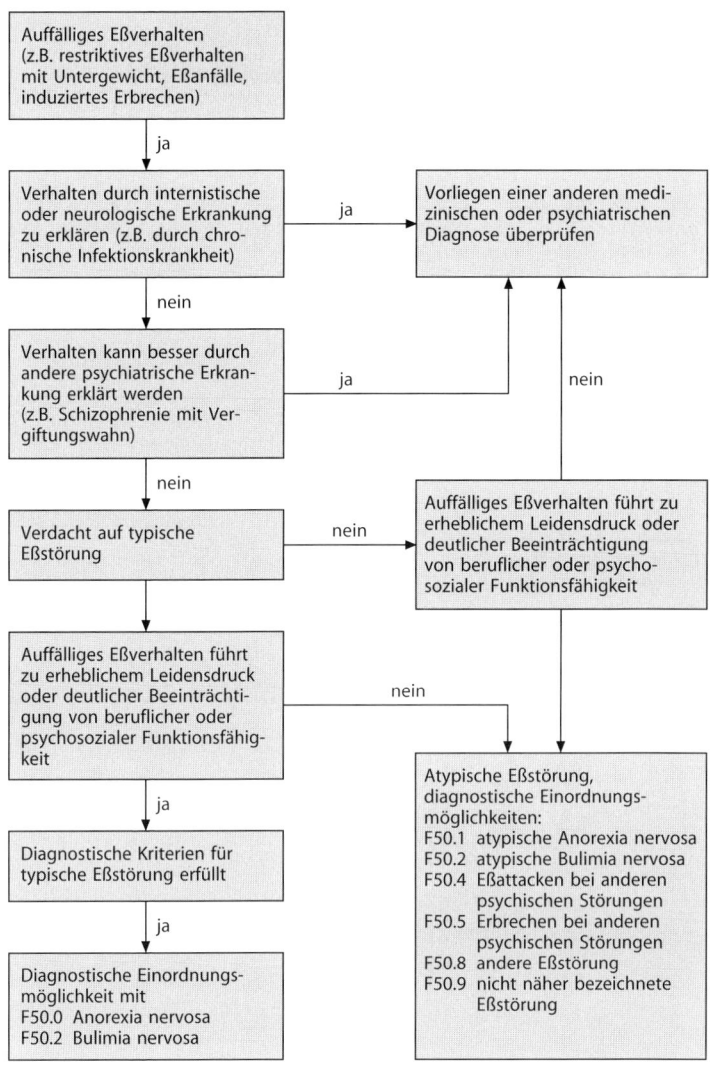

Algorithmus C 2: Körperliche Untersuchung und technische Befunde bei Eßstörungen

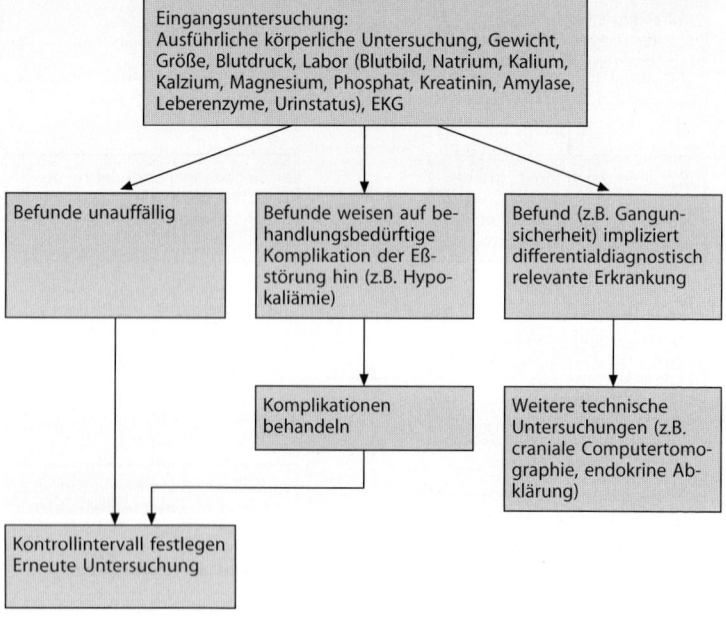

Eingangsuntersuchung:
Ausführliche körperliche Untersuchung, Gewicht, Größe, Blutdruck, Labor (Blutbild, Natrium, Kalium, Kalzium, Magnesium, Phosphat, Kreatinin, Amylase, Leberenzyme, Urinstatus), EKG

Befunde unauffällig

Befunde weisen auf behandlungsbedürftige Komplikation der Eßstörung hin (z.B. Hypokaliämie)

Befund (z.B. Gangunsicherheit) impliziert differentialdiagnostisch relevante Erkrankung

Komplikationen behandeln

Weitere technische Untersuchungen (z.B. craniale Computertomographie, endokrine Abklärung)

Kontrollintervall festlegen Erneute Untersuchung

Algorithmus C 3: Entscheidungshilfen für die Auswahl von Therapiebausteinen in der Behandlung von Eßstörungen

(Therapeutische und klinische Kategorien überschneiden sich, → bedeutet diese Therapiemodalität in Erwägung ziehen, nicht aber automatische Notwendigkeit einer Therapieform)

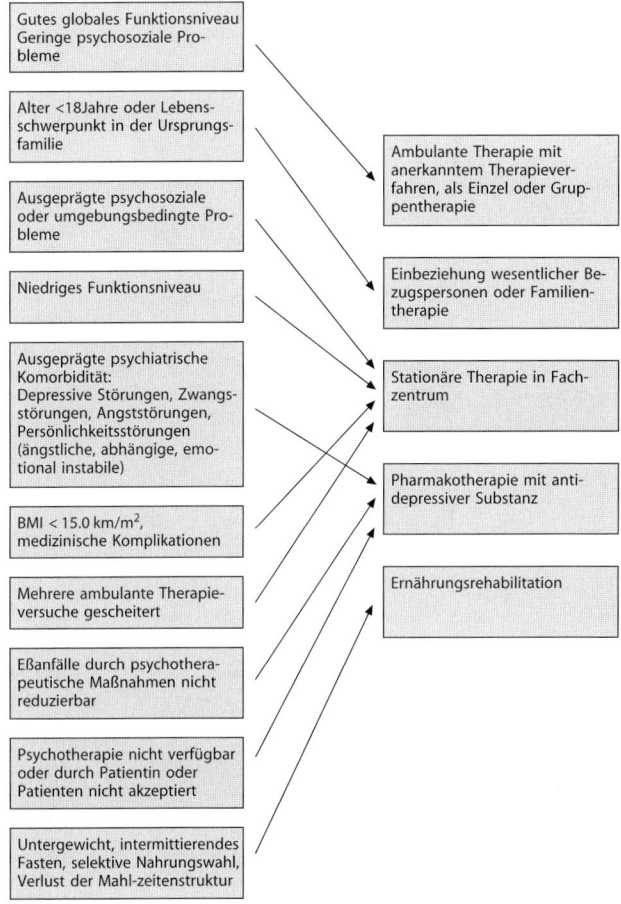

Literaturverzeichnis

Leitlinien zur Therapie von Eßstörungen

American Psychiatric Association. Practice guideline for eating disorders. American Journal of Psychiatry, 1993, 150, suppl 2:212–228

Monographien und Handbücher zu Eßstörungen

Brownell KD, Fairburn CG. Eating disorders and obesity. A comprehensive handbook. Guilford, New York, 1995

Bray GA, Bouchard C, James WPT. Handbook of obesity. Marcel Dekker, New York, 1997

Bruch H. Obesity, anorexia nervosa and the person within. Basic Books, New York, 1973

Fairburn CG, Wilson GT. Binge eating. Nature, assessment and treatment. Guilford, New York, 1993

Fichter MM. Magersucht und Bulimia. Empirische Untersuchungen zur Epidemiologie, Symptomatologie, Nosologie und zum Verlauf. Springer Verlag, Berlin, 1985

Fichter MM. Bulimia nervosa. Grundlagen und Behandlung. Enke Verlag, Stuttgart, 1989

Garner DM, Garfinkel PE. Handbook of treatment for eating disorders. Guilford, New York, 1997

Herzog W, Munz D, Kächele H. Analytische Psychotherapie bei Eßstörungen, Therapieführer. Schattauer, Stuttgart, 1996

Jacobi C, Thiel A, Paul T. Kognitive Verhaltenstherapie bei Anorexie und Bulimie. Beltz, Weinheim, 1996

Pirke KM, Ploog D. The psychobiology of anorexia nervosa. Springer, Heidelberg – Berlin, 1984

Szmukler G, Dare C, Treasure J. Handbook of eating disorders. John Wiley, Chichester, 1995

Waadt S, Laessle RG, Pirke KM. Bulimie. Ursachen und Therapie. Springer Verlag, Berlin, 1992

Grundlagen, Epidemiologie und Verlauf von Eßstörungen

Basdevant A, Pouillon M, Lahlou N, Le Barzic M, Brillant M, Guy-Grand B. Prevalence of binge eating disorder in different populations of french women. International Journal of Eating Disorders, 1995, 18:309–315

Braun DL, Sunday SR, Halmi KA. Psychiatric comorbidity in patients with eating disorders. Psychological Medicine, 1994, 24:859–867

Carlat DJ, Camargo CA, Herzog DB. Eating disorders in males: a report on 135 patients. American Journal of Psychiatry, 1997, 154:1127–1132

Casper RC, Schoeller DA, Kushner R, Hnilicka J, Gold ST. Total energy expenditure and activity level in anorexia nervosa. American Journal of Clinical Nutrition, 1991, 53:1143–1150

Deter HC, Herzog W. Anorexia nervosa in a long-term perspective: results of the Heidelberg-Mannheim study. Psychosomatic Medicine, 1994, 56:20–27

Fairburn CG, Welch SL, Doll HA, Davies BA, O'Connor ME. Risk factors for bulimia nervosa. A community-based case-control study. Archives of General Psychiatry, 1997, 54:509–517

Fichter MM, Quadflieg N. Six-year course of bulimia nervosa. International Journal of Eating Disorders, 1997, 22:361–384

Fichter MM, Quadflieg N, Gnutzmann A. Binge eating disorder: treatment outcome over a 6-year course. Journal of Psychosomatic Research, 1998

Fichter MM, Quadflieg N. Six-year course and outcome of anorexia nervosa. International Journal of Eating Disorders, in press

Garfinkel PE, Lin E, Goering P, Spegg C, Goldbloom DS, Kennedy S, Kaplan AS, Woodside DB. Bulimia nervosa in a Canadian community sample: prevalence and comparison of subgroups. American Journal of Psychiatry, 1995, 152:1052–1058

Götestam KG, Agras WS. General population-based epidemiological study of eating disorders in Norway. International Journal of Eating Disorders, 1995, 18:119–126

Joergensen J. The epidemiology of eating disorders in Fyn county, Denmark, 1977–1986. Acta Psychiatrica Scandinavica, 1992, 85:30–34

Hebebrand J, Himmelmann GW, Heseker H, Schäfer H, Remschmidt H. Use of percentiles for the body mass index in anorexia nervosa: diagnostic, epidemiological and therapeutic considerations. International Journal of Eating Disorders, 1996, 19:359–369

Herpertz-Dahlmann BM, Wewetzer C, Schulz E, Remschmidt H. Course and outcome in adolescent anorexia nervosa. International Journal of Eating Disorders, 1996, 19:335–345

Keel PK, Mitchell JE. Outcome in bulimia nervosa. American Journal of Psychiatry, 1997, 154:313–321

Kendler KS, MacLean C, Neale M, Kessler R, Heath A, Eaves L. The genetic epidemiology of bulimia nervosa. American Journal of Psychiatry, 1991, 148:1627–1637

Krieg JC, Holthoff V, Schreiber W, Pirke KM, Herholz K. Glucose metabolism in the caudate nuclei of patients with eating disorders, measured by PET. Eur Arch Psychiatry Clin Neurosci, 1991, 240:331–333

Krieg JC, Roscher S, Strian F, Pirke KM. Pain sensitivity in recovered anorexics, restrained and unrestrained eaters. Journal of Psychosomatic Research, 1993, 37:595–601

Lilienfeld LR, Kaye WH, Strober M. Genetics and family studies of anorexia nervosa and bulimia nervosa. Baillière's Clinical Psychiatry, 1998, 3:177–193

Nielsen S. The epidemiology of anorexia nervosa in Denmark from 1973 to 1987: a nationwide register study of psychiatric admission. Acta Psychiatrica Scandinavica, 1990, 81:507–514

Ratnasuriya RH, Eisler I, Szmukler G, Russell GFM. Anorexia nervosa: outcome and prognostic factors after 20 years. British Journal of Psychiatry, 1991, 158:495–502

Schwalberg MD, Barlow DH, Alger SA, Howard LJ. Comparison of bulimics, obese binge eaters, social phobics, and individuals with panic disorder on comorbidity across DSM-III-R anxiety disorders. Journal of Abnormal Psychology, 1992, 101:675–681

Schwartz MW, Seeley RJ. Neuroendocrine responses to starvation and weight loss. New England Journal of Medicine, 1997, 336:1802–1811

Schreiber W, Schweiger U, Werner D, Brunner G, Tuschl RJ, Laessle RG, Krieg JC, Fichter MM, Pirke KM. Circadian pattern of large neutral amino acids, glucose, insulin, and food intake in anorexia nervosa and bulimia nervosa. Metabolism, 1991, 40:503–507

Strober M, Freeman R, Morrell W. The long-term course of severe anorexia nervosa in adolescents: survival analysis of recovery, relapse, and outcome predictors over 10–15 years in a prospective study. International Journal of Eating Disorders, 1997, 22:339–360

Theander S. Outcome and prognosis in anorexia nervosa and bulimia: some results of previous investigations compared with those of a Swedish long-term study. Journal of Psychosomatic Research, 1985, 19:493–508

Thornton C, Russell J. Obsessive compulsive comorbidity in the dieting disorders. International Journal of Eating Disorders, 1997, 21:83–87

Diagnostik, Differentialdiagnose und Klassifikation

American Psychiatric Association. Diagnostisches und Statistisches Manual Psychischer Störungen DSM-IV (Deutsche Bearbeitung). Hogrefe, Göttingen, 1996

Chipkevitch E. Brain tumors and anorexia nervosa syndrome. Brain & Development, 1994, 16:175–179

Garfinkel PE, Lin E, Goering P, Spegg C, Goldbloom D, Kennedy S, Kaplan AS, Woodside DB. Should amenorrhoea be necessary for the diagnosis of anorexia nervosa? Evidence from a Canadian community sample. British Journal of Psychiatry, 1996, 168:500–506

Hay PJ, Fairburn CG, Doll HA. The classification of bulimic eating disorders: a community-based cluster analysis study. Psychological Medicine, 1996, 26:801–812

Schweiger U, Fichter M. Eating disorders: clinical presentation, classification and aetiological models. Baillière's Clinical Psychiatry, 1997, 3:199–216

Weltgesundheitsorganisation. Internationale Klassifikation psychischer Störungen, ICD 10. Hans Huber, Bern, 1991

Diagnostische Instrumente

Beck AT. Beck-Depressions-Inventar (BDI). Hogrefe, Göttingen, 1995

Fichter MM, Herpertz S, Herpertz-Dahlmann BM, Quadflieg N. Structured interview for anorexic and bulimic disorders (SIAB-EX), 3rd revision. International Journal of Eating Disorders, 1998, 24:227–249

Fichter MM, Quadflieg N. Strukturiertes Inventar für anorektische und bulimische Eßstörungen (SIAB). Hogrefe, Göttingen, 1999

Franke GH. SCL-90-R – Die Symptomcheckliste von Derogatis. Hogrefe, Göttingen, 1995

Hiller W, Zaudig M, Mombour W. IDCL – Internationale Diagnosechecklisten für ICD 10 und DSM-IV. Huber, Bern, 1995

Margraf J, Ehlers A. Beck Angstinventar Deutsche Version. Hogrefe, Göttingen, 1998

Thiel A, Paul T. Entwicklung einer deutschsprachigen Version des Eating-Disorder-Inventory (EDI). Zeitschrift für Differentielle und Diagnostische Psychologie, 1988, 9:267–278

Wittchen HU, Wunderlich U, Gruschwitz S, Zaudig M. Strukturiertes klinisches Interview für DSM-IV (SKID). Hogrefe, Göttingen, 1997

Medizinische Komplikationen von Eßstörungen

Cooke RA, Chambers JB. Anorexia nervosa and the heart. British Journal of Hospital Medicine, 1995, 54:313–317

Counts DR, Gwirtsman H, Carlsson LMS, Lesem M, Cutler GB. The effect of anorexia nervosa and refeeding on growth-hormone-binding protein, the insulin-like growth factors (IGFs), and the IGF-binding proteins. Journal of Clinical Endocrinology and Metabolism, 1992, 75:762–767

Herzog W, Deter HC, Fiehn W, Petzold E. Medical findings and predictors of long-term physical outcome in anorexia nervosa: a prospective, 12-year follow-up study. Psychological Medicine, 1997, 27:269–279

Klibanski A, Biller BMK, Schoenfeld DA, Herzog DB, Saxe VC. The effects of estrogen administration on trabecular bone loss in young women with anorexia nervosa. Journal of Clinical Endocrinology and Metabolism, 1995, 80:898–904

Lambe EK, Katzman DK, Mikulis DJ, Kennedy SH, Zipursky RB. Cerebral gray matter volume deficits after weight recovery from anorexia nervosa. Archives of General Psychiatry, 1997, 54:537–542

Schweiger U. Menstrual function and luteal-phase deficiency in relation to weight changes and dieting. Clinical Obstetrics and Gynecology, 1991, 34:191–197

Swayze VW, Andersen A, Arndt S, Rajarethinam R, Fleming F, Sato Y, Andreasen NC. Reversibility of brain tissue loss in anorexia nervosa assessed with a computerized Talairach 3-D proportional grid. Psychological Medicine, 1996, 26:381–390

Therapie von Eßstörungen

Agras WS, Telch CF, Arnow B, Eldredge K, Marnell M. One-year follow-up of cognitive-behavioral therapy for obese individuals with binge eating disorder. Journal of Consulting and Clinical Psychology, 1997, 65:343–347

Agras WS, Telch CF, Arnow B, Eldredge KL, Detzer MJ, Henderson J, Marnell M. Does interpersonal therapy help patients with binge eating disorder who fail to respond to cognitive-behavioral therapy? Journal of Consulting and Clinical Psychology, 1995, 63:356–360

Beumont PJV, Russell JD, Touyz SW. Treatment of anorexia. Lancet, 1993, 341:1635–1640

Fahy TA, Eisler I, Russell GFM. Personality disorder and treatment response in bulimia nervosa. British Journal of Psychiatry, 1993, 162:765–770

Fairburn CG, Jones R, Peveler RC, Hope RA, O'Connor M. Psychotherapy and bulimia nervosa. Longer-term effects of interpersonal psychotherapy, behavior therapy, and cognitive behavior therapy. Archives of General Psychiatry, 1993, 50:419–428

Fairburn CG, Norman PA, Welch SL, O'Connor ME, Doll HA, Peveler RC. A prospective study of outcome in bulimia nervosa and the long-term effects of three psychological treatments. Archives of General Psychiatry, 1995, 52:304–312

Fichter MM. Die medikamentöse Behandlung von Anorexia und Bulimia nervosa. Nervenarzt, 1993, 64:21–35

Fichter MM. Grundsätzliches zur Therapie. In: Möller HJ (Hrsg.). Therapie psychiatrischer Erkrankungen, Enke, Stuttgart, 1999

Herzog T, Hartmann A. Psychoanalytisch orientierte Behandlung der Anorexia nervosa. Psychother Psychosom med Psychol, 1997, 47:299–315

Kleifield EI, Wagner S, Halmi KA. Cognitive-behavioral treatment of anorexia nervosa. Psychiatric Clinics of North America, 1996, 19:715–734

Laessle RG, Beumont PJV, Butow P, Lennerts W, O'Connor M, Pirke KM, Touyz SW, Waadt S. A comparison of nutritional management with stress management in the treatment of bulimia nervosa. British Journal of Psychiatry, 1991, 159:250–261

Mitchell JE, Pyle RL, Eckert ED, Hatsukami D, Pomeroy C, Zimmermann R. A comparison study of antidepressants and structured intensive group psychotherapy in the treatment of bulimia nervosa. Archives of General Psychiatry, 1990, 47:149–157